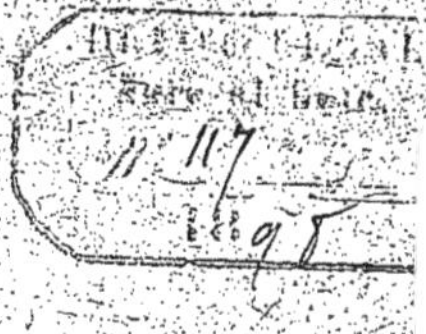

DE

LA SAIGNÉE GÉNÉRALE

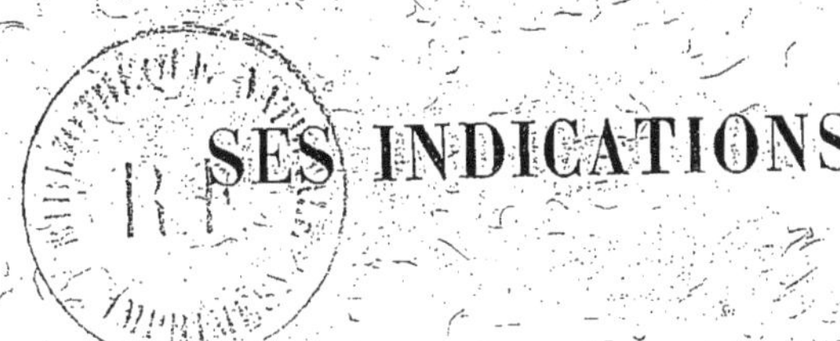

SES INDICATIONS

PAR

Le Dr Paul NOURY

DOCTEUR EN MÉDECINE DE LA FACULTÉ DE PARIS

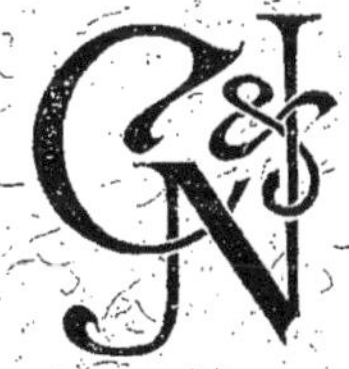

PARIS

GEORGES CARRÉ ET C. NAUD, ÉDITEURS

3, RUE RACINE, 3

—

1898

DE

LA SAIGNÉE GÉNÉRALE

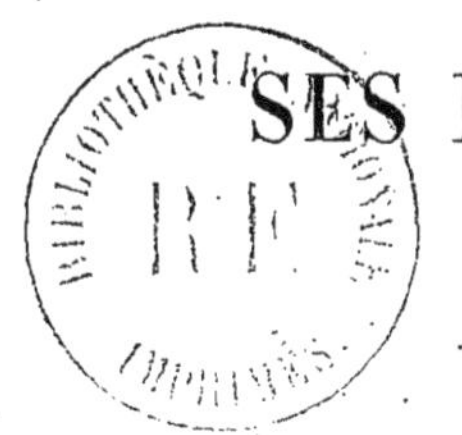

SES INDICATIONS

PAR

Le Dr Paul NOURY
DOCTEUR EN MÉDECINE DE LA FACULTÉ DE PARIS

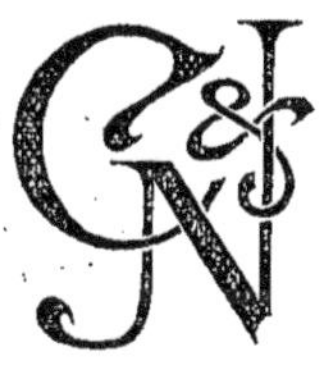

PARIS
GEORGES CARRÉ ET C. NAUD, ÉDITEURS
3, RUE RACINE, 3

1898

A LA MÉMOIRE DE MA MÈRE

A MON PÈRE

INTRODUCTION

Parmi les opérations de l'art de guérir à la portée des praticiens de tous les temps, la saignée se place au premier rang. Née avec la médecine, intimement liée aux doctrines médicales qui se sont succédé, elle a, suivant les temps et les lieux, partagé les différentes fortunes de ces théories. Certaines doctrines en ont fait une panacée universelle, les autres l'ont répudiée comme une opération inutile et dangereuse.

La saignée est-elle utile, nuisible ou simplement inefficace? Il semble qu'un aussi long emploi permette de conclure d'une façon absolue. Il n'en est rien et on ne peut logiquement résoudre cette question qu'après avoir longuement étudié ses effets physiologiques. La question est complexe, il ne suffit pas d'observer les phénomènes immédiats, il faut tenir un grand compte de l'altération consécutive de l'économie. C'est, sans doute, pour avoir méconnu ou exagéré ces troubles consécutifs que les uns l'ont appliquée à toutes les maladies et que les autres l'ont rayée du cadre des moyens curatifs.

La saignée, comme beaucoup d'opérations thérapeutiques, est, dans certains cas, une arme efficace qu'il faut connaître et savoir manier. « Que l'on discute, dit Vinay, la fréquence plus ou moins grande de l'emploi de la phlébotomie ; mais, au moins, qu'on la connaisse ; et si l'on recule devant l'opération, que ce ne soit ni par peur, ni par dédain ». Le vrai médecin ne doit délaisser aucune des ressources de la thérapeutique : son rôle est de guérir, ou tout au moins soulager et retarder le terme fatal.

Depuis que les sciences expérimentales sont devenues la base de la médecine, la thérapeutique ne doit plus être fondée sur l'empirisme, mais sur les résultats de l'expérimentation et la clinique.

Après l'historique de la saignée, nous étudierons ses effets physiologiques, son action sur les phénomènes morbides. De l'ensemble de ces connaissances nous essaierons de montrer les circonstances dans lesquelles la saignée est utile et doit être pratiquée.

Mais avant d'aborder l'étude de notre sujet, nous sommes heureux de pouvoir exprimer toute notre gratitude à nos maîtres dans les hôpitaux :

MM. les P^rs^ Dieulafoy et Pinard ; MM. Chauffard et Charrin, professeurs agrégés à la Faculté, dont les leçons et les conseils nous ont été si précieux dans le cours de nos études médicales.

Que M. le Pr Hutinel reçoive ici le témoignage de nos sincères remerciements pour l'honneur qu'il nous fait en acceptant la présidence de notre thèse.

HISTORIQUE

La légende fait remonter l'origine des émissions sanguines à Esculape et les deux premiers exemples qui nous sont rapportés datent de la guerre de Troie (1184 ans avant J.-C.), Machaon, fils d'Esculape tira du sang à Ménélaüs blessé par Pandare pendant ce mémorable siège. En revenant de la guerre de Troie, un autre fils d'Esculape, Podalire, sauva la vie de Syrna, fille du roi de Carie, en la saignant aux deux bras. Cet heureux succès lui valut la possession de la presqu'île et le cœur de celle qu'il avait arrachée à la mort (1).

Hippocrate accueillit favorablement la saignée, il paraît en avoir usé avec modération et s'être efforcé de proportionner la quantité de sang extraite à la constitution du corps, à la saison, à l'âge et à l'état général du malade (2).

Tandis qu'à Cos, Hippocrate avait mis la saignée en honneur, à Cnide, elle était condamnée et bannie. Imbus des idées pythagoriciennes, les médecins de Cnide (Erasistrate, Straton, Chrysippe) plaçaient le siège de l'âme dans

---

(1) Magistel. Émissions sanguines. Paris, 1838, p. 1 et 2.
(2) Hippocrate. Traduction Littré, tome V, p. 207 et 556.

le sang, et extraire du sang humain leur semblait un crime.

Pendant la période romaine les soustractions sanguines furent, de nouveau, appliquées au traitement des maladies.

Celse (1), l'auteur de la définition magistrale de l'inflammation : *dolor, tumor, calor, rubor,* fut un partisan de la saignée. Mais il faut arriver à Galien pour assister au triomphe de la saignée. La théorie humorale (Galien) apporta de nouveaux arguments en faveur de la saignée. D'après le célèbre médecin de Pergame, « les humeurs naturelles peuvent être viciées par une foule de causes, mais une fois formées, il faut qu'elles soient expulsées. La nature se charge parfois de ce soin au moyen de la fièvre, mais il faut l'aider. Un excellent moyen de désobstruer la circulation et de la débarrasser des humeurs peccantes est la saignée ».

La saignée devint alors le moyen thérapeutique de choix. Mais si Galien se vantait de saigner, nuit et jour, hiver comme été, il saignait rarement les vieillards et jamais les enfants au-dessous de quatre ans.

Cette théorie des quatre humeurs, avec sa conséquence rationnelle la saignée, eut une grande influence sur tout le moyen âge. Pendant de longs siècles, jurant sur la parole du maître, les médecins répandirent des flots de sang. « On ouvrait la veine, dit un chroniqueur du moyen âge, avec autant de facilité qu'on disait une patenôtre ».

Botal, au XVIe siècle, déclara que « le sang dans le

---

(1) In *Re Medica.*

corps humain est comme l'eau dans une bonne fontaine, plus on en tire, plus il s'en trouve ». Cette devise devint la ligne de conduite et alors on saigna tout, les enfants les plus jeunes et les vieillards les plus âgés. Botal étendit encore l'emploi de la saignée, en l'appliquant au traitement des cachexies et des maladies nerveuses.

Le célèbre Harvey, au XVIIe siècle, éleva la voix pour arrêter le zèle immodéré des saigneurs, mais ses sages conseils ne furent pas écoutés.

Jean Riolan, quoique anti-circulateur (1), n'en tirait pas moins du sang à outrance. Après lui, Willis, à l'instar de Botal, annonça que la phlébotomie convenait à tous les maux.

Hecquet avança même que « l'on a toujours assez de sang pour la vie, que rien ne pullule tant que ce fluide, et qu'on peut ôter tout le sang d'un animal sans qu'il meure ».

A cette époque, on en vint au délire et l'épithète de *pédants sanguinaires*, qu'on appliqua aux médecins n'eut rien d'exagéré. Pour une simple pleurésie, Grégory tira de la veine plus de douze livres de sang, ce qui permit à Bouley, médecin de l'hôpital, de dire : Un malade est plus résistant qu'on ne pense.

Ce fut aussi ce fait qui donna à Molière le droit de stigmatiser, dans le *Malade imaginaire*, la médecine de son temps dans les vers suivants :

---

(1) A cette époque, les médecins étaient divisés en deux camps : les uns, les *circulateurs* admettaient la découverte de Harvey ; les autres, beaucoup plus nombreux, les *anticirculateurs* la rejetaient.

Clysterium donare
Postea seignare
Ensuita purgare
Reseignare, repurgare et reclysterisare.

Nous voyons, dit Raynaud (1), Guy Patin saigner treize fois en quinze jours un enfant de sept ans. Sur les conseils de Chirac, on soigna la variole par la saignée ; il faut, disait-il, habituer la variole à la lancette. Ces pratiques n'eurent pas toujours des succès et Mme de Sévigné raconte que le chevalier de Grignan, atteint de variole, mourut à la suite de la septième saignée.

Portius, Van Helmont surtout, le plus grand hématophobe qui ait existé, si l'on en croit Sprengel, élevèrent la voix contre ces saignées à outrance. Guy de la Brosse scandalisa fort les médecins de son temps en refusant de se laisser saigner au lit de mort ; ce qui le tua, dirent-ils.

Cette opposition diminua un peu l'emploi de la phlébotomie et si à la fin du XVIIe siècle et au XVIIIe siècle Stoll, Cullen, Huxham, Bœrhaave et Sydenham conseillaient la saignée, ils tinrent un compte plus exact des indications morbides. Le commencement du XIXe siècle vit surgir la doctrine broussaisienne : l'irritation. D'après Broussais tous nos maux ne proviennent que d'atonie et de tonicité, mais la dominante, et de beaucoup c'est l'exagération de la tonicité. Dans toute la clinique, il n'y a plus que la stimulation, l'irritation, théorie qui conduit naturellement aux antiphlogistiques. Ce fut alors le beau temps de la médica-

---

(1) Les médecins au temps de Molière.

tion antiphlogistique et débilitante ; la diète, les boissons émollientes et les émissions sanguines furent de nouveau appliquées à tout. On en vint à l'hématomanie, suivant le mot de J. Schneider (de Tubinge). Malgré l'influence et l'éloquence de Broussais, l'irritation ne dura qu'un temps, même à la fin de la vie de cet homme plus philosophe que médecin, l'irritation marchait à grands pas à sa ruine. A cette doctrine survécut pourtant la saignée, grâce surtout à la puissante protection de Bouillaud, qui l'appliqua au traitement de toutes les maladies.

La pneumonie devint alors la lice de la discussion : Louis conclut, contrairement à Bouillaud, que la saignée était plus nuisible qu'utile dans la pneumonie, Laënnec la remplaça par l'émétique, Todd par l'alcool.

Trousseau, tout en ne repoussant pas la saignée, l'employa peu et il résume ainsi son opinion : « Si les médecins connaissaient mieux la marche naturelle des maladies, ils saigneraient moins souvent qu'ils ne le font et ils ne renouvelleraient pas la phlébotomie, alors qu'ils ont cru devoir la pratiquer ».

Wirchow, en démontrant que la prolifération cellulaire joue le rôle capital, restreignit celui de la circulation dans les processus phlogogènes, et diminua ainsi l'usage de la phlébotomie. Plus tard en 1869 la diapédèse (Conheim) restitua une part importante à la circulation dans l'inflammation, mais les phénomènes cellulaires conservèrent leur influence prépondérante.

Dans ces dernières années la saignée était à peu près oubliée. Si quelques praticiens, et non des moindres, ouvraient encore quelquefois la veine, ces faits étaient passés inaperçus quand, il y a peu de temps, M. A. Robin (1) présenta à l'Académie de médecine une communication tendant à remettre en honneur la saignée, les vomitifs et les vésicatoires. Dans la discussion qui s'est engagée, M. Huchard s'est montré du même avis que M. Robin ; à ce sujet, il a fait remarquer que, toujours, il avait été un défenseur de la saignée et qu'il ne l'avait jamais abandonnée.

(1) *Bulletin Acad. de méd.* Séance du 25 janvier et suivantes.

EFFETS PHYSIOLOGIQUES DE LA SAIGNÉE

1° *Influence sur la constitution du sang.* — A la suite des émissions sanguines, même abondantes et répétées, la masse du sang se renouvelle très vite ; par masse du sang, il faut entendre le volume, abstraction faite de la qualité de ses parties constituantes. Les expériences de Haller, de Girard et de Piorry sont, à cet égard, concordantes. Panum (1) a cherché expérimentalement à établir l'espace de temps qui s'écoule entre la saignée et la reconstitution de la masse sanguine. Il a constaté qu'à la suite d'une perte équivalente au quart de la masse sanguine totale, celle-ci se rétablit en quelques heures ; si la perte dépasse la moitié, cet effet n'est plus obtenu qu'au bout de vingt-quatre heures. Ce rétablissement de la masse totale du sang se fait aux dépens des liquides qui baignent nos tissus, comme nous le verrons plus loin.

Après la saignée, le nombre des globules rouges diminue. Vierordt l'a constaté sur des chiens et des lapins

---

(1) *Arch. für path. Anatomie u. Physiol.*, 1864.

quelques minutes après la phlébotomie. Laulanier et Hayem sont arrivés aux mêmes conclusions.

Mais les globules se régénèrent et Hayem a bien mis en lumière le mécanisme de leur rénovation. Il se produit une crise hématoblastique, c'est-à-dire une augmentation du nombre des hématoblastes qui sont destinés à la régénération des hématies. Si, comme nous l'avons vu, le volume du sang se rétablit vite, il n'en est pas de même du nombre des hématies. A ce sujet les deux expériences citées par Hayem montrent que le nombre des globules rouges ne revient au taux normal qu'après un temps variable.

1er Cas. Hémiplégie par embolie cérébrale. — Au malade on fait une saignée de 340 grammes ; au bout de quinze jours le chiffre initial des hématies n'était pas encore atteint.

2e Cas. Néphrite aiguë. — Une saignée de 340 grammes est pratiquée ; dix jours après, la réparation était complète.

D'après Hoche (1) le chiffre des hématies ne revient au point de départ que trois semaines à un mois après la perte du sang.

La rénovation des globules présente des variations individuelles ; celles-ci dépendent de l'intégrité et du fonctionnement des organes hématopoiétiques et digestifs. Dans les maladies infectieuses, par exemple, la rate est fortement touchée, on comprend que la réparation globu-

(1) *Thèse*, Nancy, janvier 1896.

laire se fasse lentement, ce fait est démontré par l'observation.

Lehman a remarqué que les hématies ont plus de tendance à s'agglomérer qu'à l'état normal. Tolmatscheff a constaté qu'après la saignée, la teneur des hématies en hémoglobine était diminuée. D'après Kœppe (1) l'abaissement du titre de l'hémoglobine est toujours plus considérable que la diminution du nombre des hématies. Il explique ce fait de la façon suivante : « Au moment où l'on constate le nombre minimum de globules rouges, apparaissent les hématoblastes ; ceux-ci augmentent le nombre des hématies sans modifier la quantité d'hémoglobine, d'où la quantité d'hémoglobine proportionnelle au nombre des globules est diminuée ». Une autre explication peut être ajoutée à celle-ci : l'augmentation de la partie aqueuse du sang facilite la sortie de l'hémoglobine du globule dans le sérum ; cette hydrémie détruit l'isotonie déjà très compromise par les toxines dans les maladies infectieuses ; d'où nouvelle perte d'hémoglobine sans diminution du nombre des globules.

Le chiffre des leucocytes est rapidement récupéré et même souvent augmenté dans de fortes proportions, non seulement relativement aux autres éléments figurés mais en quantité absolue. Weber, Bauer, Remak (2), Moleschott (3), Malassez (4), sont arrivés à cette conclu-

---

(1) *Munchener med. Woch.*, n° 39, p. 904, 1895.
(2) *Microscop. Journ.*, 1842.
(3) *Wiener med. Woch.*, 1854.
(4) *Gazette médicale*. Paris, 1880.

sion, mais l'explication qu'ils en donnent varie selon l'auteur. Les différentes interprétations de ce mécanisme de l'augmentation du nombre des globules blancs, après les émissions sanguines, prouvent les difficultés du problème. Cependant Hoche (1) se croit autorisé à conclure que : « la saignée, en produisant un abaissement de la pression dans l'aorte et peut-être une influence nerveuse encore mal définie et relativement peu efficace, favorise immédiatement et momentanément l'écoulement de la lymphe. L'afflux plus considérable de lymphe dans le sang semble se traduire par une augmentation immédiate des globules blancs ». La résorption de la lymphe interstitielle, ce drainage des tissus, nous explique la soif. C'est également à cause de l'augmentation de l'absorption que les phénomènes d'intoxication, consécutifs à l'introduction de poisons dans les cavités séreuses, se montrent plus rapidement, si l'on saigne préalablement l'animal (anciennes expériences de Magendie). On peut interpréter de même l'expérience suivante de Claude Bernard (2). La saignée, pratiquée chez des lapins auxquels on a injecté du sucre sous la peau, le fait apparaître plus vite dans les urines que chez les animaux non saignés.

La diminution des matériaux solides du plasma sanguin après la saignée est aujourd'hui un fait acquis. Cependant Andral et Gavarret, en 1842, Beau et quelques autres avaient avancé que la quantité de fibrine augmentait après les émissions sanguines. Ces auteurs dosaient la fibrine

---

(1) *Loco citato.*
(2) Physiologie expérimentale, t. I, p. 225.

d'une façon tout empirique, en se rapportant à la plus ou moins grande épaisseur de la couenne dans le caillot. Ce procédé inexact de dosage les conduisit à de grossières erreurs. Il n'y a, en effet, aucun rapport entre le volume et le poids de la fibrine : ce volume dépend du temps plus ou moins long de la coagulation. Popp en 1845, Becquerel et Rodier (1) en 1847, Brucke avaient déjà constaté la diminution des matériaux solides du plasma sanguin, quand von Lesser (2) fit une série d'analyses qui ne laissent aucun doute sur ce sujet.

Magendie dit avoir remarqué que, si le sang d'une première saignée se coagulait promptement, celui des saignées suivantes mettait souvent un temps relativement long à se prendre en masse. H. Vierordt (3) montra que les hémorragies accéléraient la coagulation du sang. Vinay (4), adoptant les idées de Magendie, conclut que la saignée diminue le pouvoir coagulant. Des expériences plus récentes ont montré, conformément à Vierordt, l'inexactitude de ce fait. On sait que le sang se coagule d'autant plus lentement qu'il contient plus de fibrine ; à la suite d'une soustraction sanguine la proportion de fibrine diminue, il n'est donc pas étonnant de voir augmenter la rapidité de la coagulation. Arthus (5) a fait remarquer l'influence des globules blancs sur la rapidité de la coagu-

(1) Chimie pathologique. Paris.
(2) *Berichte des sachsischen Gesellschaft*, 1874.
(3) *Arch. der Heilkunde*, Band XIX, p. 193, 1878.
(4) *Thèse* d'agrégation. Paris, 1880.
(5) *Thèse* de doctorat ès sciences naturelles. Paris, 1890.

lation du sang. « Une grande hémorragie en déterminant dans le sang une forte aspiration de lymphe, en augmentant la proportion des globules blancs, rend toujours le sang plus rapidement coagulable. Toutes les fois que, par un processus quelconque, la teneur du sang en globules blancs augmente, sa coagulation est accélérée ». L'augmentation du pouvoir coagulant s'établit avec une rapidité extraordinaire dans le cours d'une saignée. Ce fait curieux, déjà signalé à la fin du siècle dernier par Hewson, nous fournit l'explication de l'arrêt spontané des hémorragies.

D'Arsonval (1) a constaté l'augmentation des peptones dans le sang du chien après la saignée ; il attribue ce fait à une auto-digestion des tissus.

A la suite des hémorragies, l'oxygène et l'acide carbonique diminuent dans le sang ; Urbain et Mathieu, Jurgensen et Huffner avaient déjà remarqué ce fait quand les expériences de Vinay sont venues le confirmer.

Hamburger (2) a mesuré chez plusieurs chevaux la tension osmotique du sérum sanguin, pendant les différentes phases d'une saignée. Cette tension resta la même pour les différentes portions du sang recueillies au cours d'une saignée mortelle, quoique le sang subît une dilution progressive par le fait de la résorption interstitielle. La tension osmotique fut déterminée par l'abaissement du point de congélation.

---

(1) *Société de biologie* et *Gazette médicale*, 1880.
(2) *Centralb. für physiologie*, t. IX, p. 241, 1895.

2° ***Influence sur la circulation.*** — Hales avait observé que la tension artérielle s'abaisse après la saignée et que la rapidité du pouls augmente. A la suite d'expériences, confirmant les remarques de Hales, Arloing et Vinay ont été conduits à conclure : « Dès que la veine est ouverte, la tension artérielle s'abaisse ; après la cessation de l'hémorragie elle se relève lentement et progressivement, mais se fixe à un niveau toujours inférieur à celui qu'elle occupait avant l'opération ». Lorsque la saignée est copieuse, comme l'a fait remarquer Worm Muller, les effets de la saignée sur la pression présentent de grandes variétés individuelles. En règle générale la force du pouls croît et décroît en sens inverse du nombre des pulsations cardiaques. L'augmentation du dicrotisme et le prétendu relèvement du pouls à la suite de la saignée dépendent également de l'abaissement de la pression artérielle.

Pour certains auteurs il faudrait une émission sanguine très copieuse pour augmenter notablement la tension artérielle. Contrairement, dit Frédéricq (1), à l'opinion généralement reçue et basée sur des expériences faites sur le chien, la pression artérielle peut subir chez le lapin une baisse considérable et durable à la suite d'une saignée ne dépassant pas 1 pour 100 du poids de l'animal. Récemment M. Albu (2) a vu la pression sanguine baisser de 5 à 15 millimètres de mercure, après une saignée de 200 grammes.

---

(1) De l'action physiologique des soustractions sanguines. 1888, *Acad. royale de Belgique*, t. VIII.

(2) *Berliner klin. Woch.*, 1896, n° 43, p. 952.

Le nombre des pulsations cardiaques augmente après une perte de sang. Marey a constamment constaté, à la suite d'émissions sanguines modérément abondantes, l'augmentation de la fréquence du pouls. Il posa en principe que le cœur bat d'autant plus fréquemment qu'il éprouve moins de peine à se vider. Ce physiologiste enleva le cœur d'une tortue vivante et il vit les battements diminuer de fréquence chaque fois qu'il augmentait la pression intra-cardiaque. Tschirzew constata, au contraire, sur le cœur d'une grenouille isolé, une accélération des pulsations chaque fois que la pression artérielle augmentait. Luchsinger et J. M. Ludwig obtinrent des résultats analogues en expérimentant sur le cœur de grenouille séparé du sinus et sur la pointe du cœur dépourvue de ganglions.

Bernstein montra le rôle que joue le système nerveux sur ce phénomène et en donna l'explication suivante: C'est la pression élevée qui règne dans les artères de la tête qui règle le tonus du spinal-pneumogastrique. La tension artérielle augmente-t-elle, le tonus du pneumogastrique se trouve renforcé, d'où ralentissement des battements du cœur et *ipso facto* tendance à la baisse de pression. Au contraire, quand la pression baisse, il y a relâchement ou suppression de l'action tonique modératrice et accélération des pulsations cardiaques. Après la section du vague, le nombre des pulsations n'est plus influencé par les variations de la pression sanguine.

Fr. Franck a démontré que toute augmentation mécanique de la pression intra-crânienne agit de la même façon qu'une augmentation de tension dans les artères de la tête et produit un ralentissement du cœur tant que les pneumogastriques sont intacts.

Par des expériences faites sur des animaux intacts ou chez lesquels le pneumogastrique seul avait été sectionné, F. Nawrock (1) a montré que l'augmentation de la tension artérielle exagère la tonicité du vague et par suite ralentit le pouls, que la diminution de la tension artérielle affaiblit, par contre, cette tonicité et amène des contractions plus rapides. D'après cet auteur, la fréquence des contractions cardiaques est tout à fait indépendante de la tension artérielle, non seulement quand le cœur est séparé de tout organe nerveux, mais encore quand le sympathique et le vague ont seuls été sectionnés au cou, la moelle cervicale étant intacte.

Worm Muller, en combinant les saignées et les transfusions, a démontré que le système circulatoire a la propriété de s'adapter à la présence d'une quantité variable de liquide. Les nerfs vaso-moteurs jouent le principal rôle dans cette adaptation (2).

Les saignées petites et moyennes s'accompagnent de la dilatation des capillaires et augmentent l'irrigation des tissus : au contraire cette irrigation diminue insensiblement lorsque l'évacuation dépasse le tiers de la masse totale sanguine (Vinay).

Wolkmann (3) et Dittmar Finkler (4) ont établi des

(1) Recueil d'anatomie et physiologie offert à C. Ludwig par ses élèves, 1er cahier, 1874.

(2) Maurice Thierry. *Thèse*, Paris, 1887.

(3) Hœmodynamick nach Versuchen, 1850.

(4) *Arch. für die g. phys.*, 1875.

relations précises entre la diminution de la vitesse moyenne du sang et l'importance de la saignée. La force qui pousse le sang des artères vers les veines est évidemment la différence énorme de pression intérieure qui existe entre les artères et les veines. La saignée abaissant généralement la tension artérielle sans modifier sensiblement la tension veineuse doit nécessairement diminuer la vitesse moyenne du sang : Vinay n'a trouvé de diminution de la vitesse du sang qu'à la suite de fortes saignées ; les saignées petites et moyennes étaient, au contraire, accompagnées d'une accélération.

Après une soustraction sanguine la circulation est rendue plus facile, Magendie expliquait ce fait de la façon suivante : « L'augmentation relative de la partie aqueuse du sang donne à ce liquide une plus grande fluidité, il devient par elle moins visqueux et plus coulant ; par là, la circulation capillaire est rendue plus facile, les petits vaisseaux désobstrués et la stase sanguine prévenue ou détruite. » Les expériences de Conheim (découverte de la diapédèse) démontrent clairement que le courant du sang gêné et même arrêté par un obstacle peut se rétablir aussitôt qu'il y a la plus légère détente du côté du point comprimé.

L'abaissement de tension dans les systèmes artériel et veineux retentit aussi sur les voies lymphatiques ; celles-ci éprouvent moins de résistance à verser leur contenu dans les veines sous-clavières. Ce phénomène favorise dans les cas de septicémie l'introduction dans le torrent circulatoire de liquides pathologiques plus ou moins septiques formés dans l'intimité de nos tissus.

Aussi Lisfranc (1) obéissait-il à une contre-indication des plus précises lorsqu'il interdisait la saignée chez les malades atteints de suppuration. De même Leroy (de Béthune) (2) condamnait les émissions sanguines dans la fièvre typhoïde lorsque les plaques intestinales sont en voie de suppurer.

3° ***Influence sur la respiration et la thermogénèse.*** — Après une saignée modérée les mouvements respiratoires diminuent de nombre et d'intensité, mais cette diminution n'est que passagère et fait place à l'accélération qui dure jusqu'à la fatigue, d'après Leichtenstern (3), ou qui n'existe que momentanément, si l'on en croit Bauer (4).

La dyspnée, si elle existe, disparaît et le malade s'en trouve extrêmement soulagé. Témoin cet homme qui refusait de laisser arrêter le sang, par crainte d'interrompre son sentiment de bien-être et de provoquer le retour de son oppression (Magendie).

Les travaux de Frédéricq (de Liège) sur la consommation de l'oxygène après une soustraction sanguine démontrent que : chez l'animal à jeun la consommation de l'oxygène baisse en général immédiatement après la saignée ; mais cette diminution n'est que momentanée, au bout de peu de temps l'intensité des combustions interstitielles se relève et remonte à un niveau qui peut atteindre

---

(1) Médecine opératoire, t. I, p. 139.
(2) *Union médicale*, 1852, n° 129.
(3) *Zeitschrift für biologie*, Band VII.
(4) *Geschichte der Aderlasse München*, 1870.

ou dépasser les valeurs trouvées avant la saignée. Dans la plupart des expériences faites sur des animaux en digestion, la consommation de l'oxygène diminue à la suite de la saignée, 10 pour 100 en moyenne de l'état normal. D'après M. A. Robin la saignée augmente les échanges respiratoires. Il en résulte que la soustration d'une quantité modérée de sang est un moyen d'oxydation générale.

La saignée abaisse généralement la température interne, mais cet abaissement est peu marqué pour une saignée ordinaire. L'abaissement de température s'observe avec d'autant plus de netteté que la calorification est pathologiquement suractivée.

Marshall Hall paraît être le premier qui ait observé ce fait. En 1851 Traube (1) vérifia, à l'hôpital de la Charité de Berlin, que les saignées dans les maladies fébriles ont le pouvoir d'abaisser rapidement la température anormale du corps, il remarqua que ce phénomène n'était que passager. Gatzuck a vu qu'il pouvait y avoir diminution de de un et même deux degrés. D'après Bœrensprung cet abaissement de température est loin d'être constant et encore moins durable, quelquefois, au contraire, la température s'élève. Thomas et Lorain ont constaté que cet abaissement n'était qu'un phénomène passager et que la température remontait assez rapidement à son chiffre antérieur et même le dépassait.

Les émissions sanguines, disent Laveran et Teissier (2),

---

(1) *Gesammlte Beitrage*, Bd II, p. 236.

(2) Traité de pathologie médicale, t. I, p. 28.

ont une action antithermique des plus évidentes qui autrefois était souvent utilisée dans le traitement des pyrexies et des phlegmasies. La soustraction mécanique de la chaleur n'expliquerait pas l'abaissement de la température qui suit toujours une émission sanguine abondante ; il serait nécessaire pour s'expliquer l'action de la saignée de faire intervenir le système nerveux.

La saignée augmente la valeur du rayonnement de calorique chez l'animal à jeun ; elle le diminue chez l'animal en digestion. Ces faits concordent avec la consommation de l'oxygène.

4° ***Influence sur la nutrition.*** — Au temps de Broussais on affirmait sans preuve que la saignée ralentit la nutrition. Claude Bernard (Leçons sur le diabète) pense, au contraire, que la saignée a pour effet constant de provoquer et d'accélérer dans le corps les rénovations organiques.

Les saignées, dit Bauer (1), ont pour conséquence d'activer l'oxydation des albuminoïdes, de diminuer celle des matières grasses, d'où un dépôt de cellules adipeuses dans le tissu cellulaire sous-cutané et sous les séreuses. La quantité et le poids spécifique de l'urine augmentent, l'urée également. Le suc gastrique perd beaucoup de son activité.

Cette accumulation de graisse peut ainsi s'expliquer : la perte d'une certaine quantité d'hémoglobine diminue

---

(1) *Zeitschrift für biologie*, VIII Band 4 Heft. Munchen, 1872.

l'absorption de l'oxygène, la combustion des matières grasses devient moins active, et ces matières s'accumulent dans l'organisme. Non seulement il y a augmentation de graisse, mais d'après Bauer ce trouble de nutrition peut encore se manifester par une transformation graisseuse des éléments organiques. Cette augmentation de l'adiposité, successive à la saignée, est connue du vulgaire, certains éleveurs engraissent leurs vaches au moyen de saignées.

Après Tolmatcheff, Perl (1) a remarqué qu'après plusieurs saignées faites sur des chiens, ces animaux présentaient une dégénérescence graisseuse des organes et en particulier du myocarde : il ajoute que chez l'homme, à la suite d'hémorragies répétées, on a constaté le même fait.

Contrairement aux conclusions de Perl, C. Sanguirico (2) a entrepris une série d'expériences faites méthodiquement, desquelles il résulte que la dégénérescence graisseuse consécutive aux émissions sanguines répétées ne s'observe que chez les animaux épuisés, mal nourris, dont les plaies non soumises au traitement antiseptique suppurent abondamment. L'adipose et la dégénérescence graisseuse ne sont donc pas simplement le fait des saignées.

Gabetin (3), à la suite d'expériences faites sur des chiens et des poules, a montré que l'hydrémie obtenue par des saignées répétées, ralentissait notablement la consoli-

---

(1) *Wirchow's Arch. für pathologische anatomie*, 1873.

(2) *Archivio per le scienze med.*, vol. IV, fasc. 4, et *Med. chir. Rundschau*, n° 4, 1881.

(3) *Centralblatt f. chirurgie*, 1874, n° 12.

dation des fractures mais sans en altérer le processus ; le sang s'épanche plus facilement autour de la fracture et se résorbe plus lentement.

Chez des chiens à l'inanition, dit Lépine (1), l'excrétion de l'acide phosphorique et des matières extractives est, après une saignée, relativement plus augmentée que celle de l'urée et de l'azote total de l'urine.

Pour Buntzen les saignées modérées ont pour effet constant d'exciter la nutrition. A la même époque Vinay (2) concluait que la nutrition est doublement altérée par la saignée : 1° par l'infériorité dont est frappée l'assimilation ; 2° par l'activité plus grande de la dénutrition. Hayem a vérifié les idées de Buntzen déjà énoncées par Claude Bernard. Récemment M. A. Robin a démontré que les échanges azotés étaient augmentés après la saignée.

Aujourd'hui c'est un fait acquis : la saignée active les échanges nutritifs.

5° *Influence sur le système nerveux.* — Lorsqu'on empêche l'arrivée au cerveau d'une quantité suffisante de sang, les premiers effets sont des phénomènes d'excitation, plus tard ce sont des phénomènes de dépression. Les saignées amènent simplement les premiers et déterminent une excitabilité anormale du cerveau, du bulbe et de la moelle. Au degré le plus marqué l'exaltation centrale se traduit par des convulsions ou la syncope. A

---

(1) *Société de biologie*, 1880.
(2) *Loco citato*.

un degré plus faible elle produit cet éréthisme général des fonctions nerveuses qui se manifeste par des vertiges, des éblouissements, des hallucinations, des tintements d'oreille, parfois des spasmes vasculaires.

Les recherches de Kussmaull et Tenner (1), celles de Fr. Jolly ont démontré que les hémorragies étaient susceptibles d'amener l'anémie cérébrale. L'apparition des convulsions épileptiformes à la suite des pertes sanguines serait la conséquence de cette anémie cérébrale.

Cette excitation nerveuse dépendrait d'après certains auteurs de la qualité du sang. Le sang noir aurait une influence excitatrice générale (Brown-Séquard). Cette influence stimulante serait plutôt due au défaut d'oxygène qu'à la richesse en acide carbonique (Paul Bert, Pflüger).

Vulpian et ensuite Luchsinger ont établi la preuve d'un état particulier d'excitation déterminée dans tous les centres moteurs par la soustraction du sang ou par ses propriétés asphyxiques.

D'après Frédéricq (de Liège) la saignée modérée a pour effet, en général, de produire une certaine dépression nerveuse. L'animal saigné est triste, somnolent et ne réagit plus aussi activement aux impressions nerveuses du dehors.

Comme nous l'avons vu précédemment l'augmentation des pulsations cardiaques, après la saignée, est directement sous l'influence nerveuse. Il en est de même de la respiration qui devient plus facile et profonde (excitation du centre respiratoire bulbaire).

---

(1) *Moleschott's Untersuchungen*, III, 1857.

ACTION DE LA SAIGNÉE SUR LES PHÉNOMÈNES MORBIDES

1° *Action sur les maladies infectieuses.* — Si, dans les maladies inflammatoires, comme le voulait Broussais, l'inflammation n'est que le résultat d'un excès de tonicité, la saignée est tout indiquée pour lutter contre cette exagération de la tonicité. Au temps où tout n'était qu'irritation, l'utilité de la saignée était admise sans réserve. « Nier, dit Guersant (1), l'influence des émissions sanguines dans les phlegmasies, ce serait presque nier l'évidence ». Cependant Louis (2) l'avait déjà courageusement attaquée, on ne jugule pas, dit-il, les inflammations comme on se plaît trop souvent à le dire.

Après Andral et Gavarret il sembla établi que l'anémie est une des causes prédisposantes des inflammations. Claude Bernard démontra que les débilitants peuvent transformer la congestion en inflammation : la section du cordon sympathique cervical détermine la congestion de tout le côté correspondant de la face ; cette congestion peut

(1) *Dictionnaire de médecine* en 30 volumes, 1844, art. Saignée.
(2) *Archives médicales*, novembre 1828.

se transformer en inflammation, si l'on anémie le sujet au moyen de manœuvres affaiblissantes telles que le jeûne, le froid, la saignée.

Beau (1), se basant sur des expériences inexactes (2), conclut que la saignée doit être proscrite comme méthode curative et jugulante. « On pourra, dit-il, provoquer une légère émission de sang dans les inflammations, quand elles s'accompagnent de phénomènes intenses de réaction tels que céphalalgie, somnolence, dyspnée, etc. : la saignée procure alors du soulagement comme simple moyen de déplétion. La saignée n'est pas alors curative, elle est simplement palliative, en attendant l'effort curatif de la nature ».

Les idées de Bœrhaave, rajeunies et défendues par Robin, Marcy, etc., considéraient l'inflammation comme dépendant avant tout d'un trouble circulatoire. D'après cette théorie la saignée devait être opposée au trouble circulatoire, cause de l'inflammation. Depuis les travaux de Wirchow, la prolifération cellulaire joue le rôle capital dans l'inflammation. La diapédèse (Conheim) a bien restitué une part importante à la circulation, mais la théorie de Metchnikoff, aujourd'hui classique, est un nouvel argument en faveur de l'importance prépondérante des fonctions cellulaires.

---

(1) *Gazette des hôpitaux*, 1859, p. 413 et 417.

(2) Beau croyait, d'après Andral et Gavarret, que la fibrine augmentait après la saignée, l'état phlogistique du sang était, de ce fait, augmenté et on allait ainsi à l'encontre du but proposé. De nouvelles expériences ont établi, au contraire, que la fibrine diminue, après l'émission sanguine.

O. Weber nie formellement que la saignée puisse agir directement sur les phlegmasies. Trousseau l'employa peu. Skoda, qui n'était cependant pas un partisan exagéré de la saignée, la considère, dans certains cas, comme une bonne chose.

Pendant le cours des maladies infectieuses et même dès le début, les fonctions hématopoiétiques sont troublées, les fonctions digestives sont perverties, les éléments nobles du sang se reproduisent avec difficulté. Ces faits expliquent les funestes conséquences que les émissions sanguines, pratiquées chez des infectés, peuvent entraîner à leur suite. Non seulement, dans ces cas, la rénovation du sang est presque impossible, mais il faut tenir compte de l'activité plus grande de la résorption par voie lymphatique qui verse plus rapidement dans le torrent circulatoire tous les poisons du plasma intercellulaire, poisons très augmentés dans les infections.

Chirac prétendait habituer la variole à la lancette, Mead, Sydenham et Bouillaud saignaient les varioleux. Du Castel, dans son service de varioleux à l'hôpital Saint-Antoine, en a tiré un utile parti dans les cas de variole grave s'accompagnant de dyspnée violente et de symptômes congestifs de l'encéphale.

Dans la dothiénenterie Chomel saignait, mais une seule fois, Louis seulement au début. Bouillaud recourait aux larges et fréquentes saignées. Valleix conclut à sa nocuité, Grisolle qu'il faut en user avec grande prudence et Leroy (de Béthune) qu'il ne faut plus saigner quand les plaques intestinales sont en voie de suppuration. La fièvre typhoïde est un type de maladie qu'il ne faut pas saigner. La rate est toujours fortement touchée et cela dès le début de l'affection, le tube digestif en est la localisation principale, les plaques de Peyer atteintes arrivent à suppurer, quelquefois des hémorragies spontanées apparaissent, une anémie globulaire considérable existe dès les premiers jours; tous ces faits sont autant de considérations dont une seule suffirait à en rejeter l'emploi.

Sydenham à la fin de sa vie abandonna la saignée dans le rhumatisme articulaire aigu. Bouillaud qui avait érigé la saignée en méthode générale de traitement saignait tous ses rhumatisants. Aujourd'hui la phlébotomie est complètement rayée de la thérapeutique du rhumatisme aigu, une des maladies les plus anémiantes.

Avant la découverte de l'auscultation, on ne distinguait pas, dans les inflammations thoraciques, la part qui revenait au poumon ou à la plèvre; aussi tous les travaux sur la pleurésie antérieurs à cette époque n'ont aucune valeur. Bouillaud saignait dans la pleurésie, il eut, dit-il, des résultats très bons. Andral est du même avis. Louis, Chomel, Cruveilhier, qui n'étaient pas des hématophiles, saignaient leurs pleurétiques. Avec Trousseau la thoracentèse supplanta la saignée. Dieulafoy (1), en vulgarisant la thoracentèse, a supprimé complètement l'emploi de la saignée dans la pleurésie. Cependant plus tard, Peter érigea, pour ainsi dire, la saignée en système dans le traitement de la pleurésie à sa phase aiguë. Woillez n'était pas très éloigné de cette méthode. Aujourd'hui le traite-

---

(1) Traité de l'aspiration, 1869.

ment de la pleurésie peut ainsi se résumer : au début, si le point de côté est très douloureux, application de ventouses scarifiées, on ne pratique plus de saignée générale. Ensuite régime lacté et expectation. Si la quantité de liquide épanché devient considérable ou si l'épanchement tarde à se résorber, thoracentèse.

Grisolle avait formulé ce précepte : Il faut opposer à la péricardite les saignées générales et locales ; d'après Jaccoud, il faut laisser la saignée de côté et c'est la ligne de conduite suivie actuellement.

Dans la méningite tuberculeuse la phlébotomie est proscrite et cela se conçoit aisément. Dans la méningite aiguë, sur les conseils de Jaccoud et de Hammond, si le malade est vigoureux, le pouls plein, la température élevée, le délire furieux, il ne faut pas hésiter à pratiquer une saignée générale.

Aux premiers temps de la médecine la saignée des ranines était en honneur. Il y a peu de temps encore Peter pensait que dans les inflammations du pharynx et du larynx, la saignée des ranines pouvait rendre des services. Cette méthode est complètement abandonnée.

Broussais recommandait de saigner toutes les pneumonies, surtout au début, mais aussi au milieu et encore à la fin. Bouillaud tirait du sang le premier, le deuxième, même le troisième jour si la pneumonie n'était pas jugulée ; il posait qu'on ne devait renoncer décidément aux émissions sanguines qu'après la chute de la fièvre, la cessation de la dyspnée et de la douleur. Avec Laënnec, l'émétique remplaça la saignée, avec Todd ce fut l'alcool. L'école nihiliste de Vienne (Skoda et ses élèves) proclama (c'était de l'audace, alors !) que le mieux était de laisser évoluer la pneumonie. Cependant Skoda (1) lui-même recommandait la saignée dans la pneumonie lorsqu'on se trouvait en face de symptômes cérébraux menaçants, tels que le délire, le coma, les convulsions, symptômes qu'il attribuait à une stase du sang dans les veines du cou. Hardy (2) pratiquait au début de la pneumonie deux ou trois saignées. Pour Grisolle (3) il faut s'abstenir de saignées lorsque la prostration est extrême, le pouls petit, fuyant sous le doigt, irrégulier, lorsque l'ensemble des symptômes indique le passage au troisième degré (hépatisation grise). Chez les vieillards et les enfants il faut en user avec réserve ; à ces restrictions près, les émissions sanguines sont, d'après Grisolle, d'un utile emploi dans la pneumonie. D'après Wunderlich, une des causes qui exercent le plus d'influence sur le cycle fébrile est une émission sanguine spontanée ou artificielle (phlébotomie, épistaxis, flux cataménial). La conséquence immédiate d'une perte de sang est presque toujours un abaissement thermique, mais suivant le cas cet abaissement tournera en défervescence définitive ou sera suivi d'une nouvelle ascension. Traube (4) a même avancé que lorsque la défervescence approche, la saignée la rend plus facile et hâte l'arrivée de la défervescence. Lépine (5) a vu les effets

---

(1) *Centralblatt f. pathologie*, 1863.
(2) *Gazette des hôpitaux*, 1876, p. 1129.
(3) Traité de la pneumonie. Paris.
(4) *Deuts. Klinik*, 1852.
(5) *Diction. de méd. et de chir. pratiques*, art. Pneumonie lobaire.

de la saignée qui amènent une diminution de l'oppression, un abaissement de la température ; en un mot, un soulagement, une détente générale bien appréciée par le fébricitant. L'urine prend le caractère critique. En tout cas, il ne s'agit que d'une pseudo-crise, car la rémission n'est que momentanée, loin de devenir comme la crise véritable, le prélude d'une guérison définitive.

S'il s'agit, dit Jaccoud (1), de pneumonies vraies et primitives, développées chez des jeunes sujets, bien constitués et vigoureux, la saignée sera subordonnée à trois indications symptomatiques principales : 1° dyspnée intense et température élevée : 2° troubles mécaniques de la circulation pulmonaire, hyperémie et œdème ; 3° phénomènes de stase encéphalique. Les résultats de la soustraction sanguine sont alors merveilleux ; en déchargeant le système veineux de son trop-plein, elle permet le rétablissement de l'équilibre et pare, au moins momentanément, au danger qui résulte de la gêne profonde de l'hématose. Comme l'ont fait remarquer Hayem et Grancher, la pneumonie n'est pas une maladie aussi anémiante que beaucoup d'affections aiguës dans lesquelles on a rejeté toute spoliation sanguine. La cyanose, conclut Douglas Powell (2), chez un pneumonique, est souvent une indication de la saignée. Au début de la pneumonie, dit Huchard, quand l'élément congestif domine, la saignée produit souvent les meilleurs effets.

---

(1) *Clinique de la Charité.*
(2) *Brit. med. Journ.*, p. 1149, 9 novembre 1895.

Si la saignée ne guérit pas un pneumonique, elle le soulage beaucoup et ce soulagement est très bien apprécié par le malade.

2° *Action sur l'urémie.* — Rayer avait remarqué que certains urémiques chroniques ou aigus étaient momentanément soulagés par des hémorragies spontanées qui surviennent assez fréquemment chez les brightiques ; aussi avait-il conseillé et pratiqué les émissions sanguines comme traitement de l'urémie. Peter et Hardy ont employé la saignée avec succès dans ces cas. Lécorché, Dieulafoy, Landouzy, Chauffard, Charrin, A. Robin et beaucoup de médecins, employant judicieusement la saignée dans l'urémie, obtiennent chaque jour d'heureux résultats. Hughes et Carter (1) conseillaient, il y a peu de temps, comme traitement de l'urémie, avant tout la saignée, puis l'injection sous-cutanée d'une solution saline.

« Si l'on admet, dit Lécorché (2), que certains accidents sont dus à la congestion des centres nerveux, on s'explique les effets de la saignée par son action déplétive ». Mais il est rationnel d'admettre avec Bouchard que c'est en débarrassant l'organisme des déchets accumulés par suite de l'insuffisance rénale. Le sang à l'état normal, et *a fortiori* à l'état de maladie, contient des produits toxiques nombreux et encore peu connus. Ces toxines résident surtout dans le sérum : le sérum de l'homme normal donne

---

(1) *The American Journ. of the med. s.*, septembre 1894.

(2) Traité du mal de Bright. Paris, 1888.

la mort au lapin à la dose de 15 centimètres cubes par kilogramme d'animal. Comment l'organisme peut-il se débarrasser de ses toxines? D'après A. Gautier (1), leur destruction peut se faire de deux façons : 1° par oxydation, soit qu'elle ait lieu dans le sang sous l'influence d'un ferment oxydant, soit qu'elle se produise dans certaines cellules spéciales, telles que celles des glandes closes (disons de suite que la suroxygénation diminue la toxicité urinaire) ; 2° elles sont éliminées en nature par les urines. C'est Ch. Bouchard, en 1885 qui, le premier, donna la preuve expérimentale et définitive que les toxines d'origine infectieuse définie s'éliminent en nature par les urines. Avec des urines de cholériques il reproduisit chez des animaux des accidents analogues à ceux que produisait l'inoculation du microbe du choléra. Charrin (2), opérant avec des cultures de bacille pyocyanique stérilisées, c'est-à-dire sans germe, put reproduire sur des animaux les accidents de la maladie pyocyanique. De plus Bouchard (3), avec les urines de ces animaux, put chez d'autres reproduire les accidents et donner ainsi une preuve éclatante de l'élimination des toxines par les urines. Mais, outre les toxines microbiennes, les cellules de notre organisme produisent également des toxines qui agissent de même et sont éliminées de la même façon.

D'après la détermination de Bouchard, chaque kilo-

---

(1) Toxines microbiennes et animales, 1896, p. 356 et suivantes.

(2) *Acad. Sciences*, octobre 1887. — *Société biol.*, 3 mars 1888.

(3) Traité de médecine Charcot-Bouchard, vol. I. Maladie pyocyanique, 1889.

gramme d'homme bien portant fabrique en vingt-quatre heures une quantité de poison urinaire suffisante à tuer 464 grammes de matière vivante (lapin); un homme normal mettrait donc cinquante-deux heures à fabriquer la quantité de poison suffisante pour se tuer lui-même. Mais que, par un mécanisme quelconque, l'élimination rénale soit entravée, la toxicité du sérum sanguin sera augmentée et ces poisons chercheront d'autres voies d'élimination (tube digestif, peau, etc.). Ces dérivations retarderont le terme fatal, mais comme elles sont insuffisantes, l'intoxication de l'organisme, c'est-à-dire l'urémie sera bientôt créée.

V. Ziemssen (1) a démontré que dans l'urémie la pression artérielle était augmentée et que ce fait était dû à une irritation des vaso-constricteurs. De plus il a reconnu que tout accès de dyspnée s'accompagnait d'une augmentation subite et énorme de la pression artérielle.

Voyons, chez un urémique, quelles sont les actions que produit une soustraction sanguine? La saignée enlève une partie des poisons de l'organisme, facilite la destruction des poisons restants en augmentant l'oxydation; par son action déplétive elle facilite la circulation sanguine, résorbe l'œdème, fait disparaître la dyspnée, permet l'élimination rénale, abaisse la tension sanguine. L'ensemble de ces faits nous permet de conclure que dans l'urémie, la saignée est physiologiquement indiquée.

Chez les urémiques les plus anémiés, la saignée rend

---

(1) *Berlin. klin. Woch.*, n° 40, p. 885, 7 octobre 1895.

service, et il est beaucoup de brightiques qui lui ont dû et lui doivent la vie. Les théories ont passé, obéissant aux fluctuations du moment, ce grand moyen est resté, consacré par l'usage et la tradition. D'ailleurs, les découvertes de l'heure présente sont venues confirmer son emploi, expliquer son mode d'action. Rummo et Chambrelent ont reconnu l'augmentation de toxicité du sérum des albuminuriques et des éclamptiques, Arnaud et Charrin ont fait les mêmes constatations.

3° *Action sur l'éclampsie puerpérale.* — Hippocrate enseignait que chez les femmes enceintes, la saignée constituait un puissant abortif. Depuis Hippocrate jusqu'à Mauriceau on resta fidèle à cette abstention, on ne saigna pas les femmes enceintes. Mais, après que Mauriceau eut montré que l'avortement consécutif à une saignée était l'exception, on se dédommagea. Rien, dit Baudelocque, ne saurait remplacer la saignée lorsque les convulsions (éclampsie puerpérale) ont donné lieu à l'engorgement du cerveau. Mme Lachapelle (1), Velpeau, Depaul (2), Charpentier (3), Stoltz sont restés fidèles à cette maxime. Lorain rapporte une observation où une éclamptique guérit rapidement à la suite d'une saignée de 1,200 grammes.

Peter (4) conseille les émissions sanguines, non seulement comme traitement curatif, mais comme préventif.

---

(1) Pratique des accouchements, t. III, p. 29 et 30.
(2) *Bulletin Acad. de méd.*, 1854.
(3) *Thèse* d'agrégation. Paris, 1872.
(4) Leçons de clinique, t. II.

D'après Hayem, on peut l'employer *larga manu* dans un cas d'éclampsie puerpérale grave, Huchard la conseille encore.

On a fait nombre de théories sur la pathogénie de l'éclampsie ; il semble, aujourd'hui, démontré que cette affection est spéciale à la femme enceinte, qu'elle résulte d'une auto-intoxication gravidique. Il faudrait ajouter un tempérament névropathique (Féré). Les expériences de Bouchard, reprises par Chambrelent et Rivière ont montré que dans l'éclampsie les urines ne sont plus toxiques comme celles d'une femme enceinte, chez laquelle les reins fonctionnent bien. La toxicité du sérum sanguin est considérablement augmentée. Tarnier (1) a vu dans l'éclampsie 12 centimètres cubes de sérum injectés à un lapin de 1,900 grammes provoquer des phénomènes de paralysie et de convulsions qui le tuèrent en quinze minutes.

D'après Ribemont-Dessaignes la saignée comme traitement de l'éclampsie est discutable, si presque tous les accoucheurs l'abandonnent aujourd'hui dans l'éclampsie avérée, quelques-uns la conseillent encore au cours de la grossesse chez les femmes pléthoriques.

Il faut tenir compte des pertes de sang plus ou moins considérables subies par les parturientes au moment de l'accouchement ; d'autre part on a le régime lacté, merveilleux moyen préventif, le chloral et l'anesthésie chloroformique comme traitement de l'accès. Toutes ces nouvelles conquêtes thérapeutiques ont beaucoup diminué l'impor-

---

(1) *Société de biologie*, 1892, p. 626.

tance de la saignée dans l'éclampsie et l'ont fait presque complètement abandonner.

Si comme on tend à l'admettre aujourd'hui, les vomissements incoercibles de la grossesse ne sont que le résultat d'une auto-intoxication de même nature que l'éclampsie, on comprend pourquoi Mauriceau, Burns, Hufeland considéraient la saignée comme très efficace et la conseillaient vivement pour combattre ces vomissements (1).

4° *Action sur les dyscrasies.* — Déjà Dyes, il y a quelques années, avait affirmé les bons effets de petites saignées sur la chlorose et les formes d'anémies qui s'en rapprochent, mais son assertion, en contradiction avec les théories scientifiques régnantes, avait passé inaperçue. Wilhelmi (2) a eu recours à de petites émissions sanguines dans une trentaine de cas d'anémie grave, dont la plupárt rentraient dans la chlorose. Ce traitement eut pour résultat, dans beaucoup de cas, de faire cesser immédiatement les troubles morbides et d'amener ensuite une guérison durable. Dans d'autres cas, l'amélioration fut plus lente ou interrompue par une rechute et la saignée dut être répétée au bout de quatre à huit semaines. Les effets de cette médication portèrent surtout sur la sensation de froid, l'insomnie, l'inappétence, les maux de tête, les étourdissements ; le pouls se releva et le poids du corps augmenta. Chez une partie de ces malades, on constata avec l'instru-

---

(1) Dax. *Montpellier médical*, 1873.

(2) Traitement de la chlorose par les saignées. Guestrow, 1890.

ment de Hénocque une augmentation de l'hémoglobine. Wilhelmi attache une importance spéciale aux sueurs qui suivent la phlébotomie et il conseille de les exciter au moyen de couvertures et de boissons chaudes. La saignée est généralement de 80 à 100 centimètres cubes, les malades doivent garder le lit, le jour où on la pratique.

Les résultats de Wilhelmi sont confirmés par ceux que Friedr. Scholz (1) a obtenus également dans une trentaine de cas de chlorose grave. D'autre part il a eu également des succès dans deux cents cas de chlorose traités par les bains de vapeur. En combinant les deux médications, cela dispenserait de répéter la saignée.

Scholz rappelle que la nature pléthorique de la chlorose et la nécessité d'un traitement déplétoire sont des idées anciennes de Bœrhaave et d'Hoffmann, que Emmerich a reproduites dans sa thèse de 1731.

En lisant les observations de ces mémoires, il semble bien que ce ne soient point de vraies chloroses mais de fausses chloroses, probablement des cas de chlorobrightisme, analogues à ces faits que Dieulafoy a fort bien observés et mis en lumière. Ainsi s'expliqueraient facilement ces nombreux succès.

La physiologie nous a appris que la saignée excite la nutrition et fait engraisser, c'est, peut-être, cette augmentation de poids qui a surtout frappé ces deux observateurs. En France, ils n'ont point trouvé d'imitateurs.

Au temps où la pléthore était une entité morbide, un

---

(1) Leipzig, 1890. *Berlin. klin. Wochensch.*, p. 233, 2 mars 1891.

pléthorique atteint d'une affection congestive était infailliblement saigné ; son état, comme on disait alors, commande la saignée. « Si la nature, dit A. Luton, ne provoque pas un soulagement par une hémorragie spontanée critique, il faut l'aider dans ses efforts par des émissions sanguines ». Bertin est d'un meilleur jugement lorsqu'il dit : « Le tempérament sanguin constitue moins par lui-même une indication de la saignée qu'un simple encouragement à s'y résoudre lorsqu'un autre élément morbide vient en réclamer l'usage ».

Les saignées modérées augmentent la quantité absolue du sucre dans le sang ; elle ne doit donc pas être pratiquée dans le diabète.

La goutte est une des maladies dans lesquelles Trousseau craignait le plus de pratiquer la saignée.

5° ***Action sur les troubles circulatoires.*** — Comme le fait remarquer Jaccoud, la saignée, dans l'asystolie, a été pratiquée même aux époques du plus grand discrédit, ce qui prouve son efficacité.

Pendant l'accès d'angine de poitrine la tension artérielle augmente beaucoup et Lauder Brunton a signalé les bons effets des saignées. Se plaçant à un autre point de vue, Peter recommandait la saignée dans les cas où la dyspnée et l'anxiété sont extrêmes. Il cite le cas d'un homme de 56 ans, atteint d'athérome aortique avec attaques d'angor pectoris, dans lesquelles la douleur s'accompagnait d'accès de suffocation avec pâleur excessive : la saignée conseillée par Lasègue fut suivie d'un soulagement rapide qui persista plusieurs jours.

Hayem (1) conseille, dans les affections cardiaques, de ne recourir à la saignée qu'au cas d'accidents asystoliques qui impliquent un péril imminent.

Peter, dans des cas d'accidents gravido-cardiaques, n'a pas hésité à faire une saignée générale qui a amené un soulagement immédiat et, qui, avec l'aide d'autres moyens, a permis à la malade de mener sa grossesse à terme.

Voici, d'après Jaccoud, comment agit la saignée dans l'asystolie : Bien souvent, ce n'est pas une diminution réelle de la force contractile qui est la cause des accidents, c'est simplement une réplétion exagérée et excessive des cavités cardiaques qui empêche le cœur de se mouvoir. Qu'on enlève une partie de ce liquide et la contractilité de l'organe, bien que n'étant pas directement accrue, devient plus efficace ».

Lorsque les médicaments cardiaques, qui jusqu'alors avaient réussi, ne produisent plus leur effet accoutumé, la saignée peut devenir dans ces cas un véritable moyen héroïque. « L'action des émissions sanguines, dit A. Robin (2), sur la tension sanguine, si courte qu'elle soit, suffirait à elle seule à légitimer leur utilité dans les stases sanguines des cardiaques asystoliques ».

Non seulement dans l'asystolie et les accidents gravido-cardiaques il y a des troubles mécaniques de la circulation, mais la toxicité du sérum sanguin est augmentée.

---

(1) Leçons recueillies par L. Dreyfus Brissac. Paris, 1882.
(2) *Loco citato.*

Chez les cardiaques, Ducamp (1) estime que la toxicité urinaire augmente lorsqu'il y a hypertrophie du cœur pour diminuer quand il y a asystolie ; elle avoisine le taux physiologique, si on ne constate aucun trouble circulatoire périphérique. Chez une femme atteinte d'accidents gravido-cardiaques, 8 centimètres cubes de sérum tuèrent un lapin de 2 kilogrammes en 12 heures. 7 centimètres cubes par kilogramme faisaient succomber les lapins en 20 minutes. Il faut 15 centimètres cubes de sérum normal pour tuer un kilogramme de lapin.

De plus l'anémie globulaire qui succède à la saignée n'est pas à craindre dans les accidents cardiaques, le nombre des globules rouges est augmenté par l'état asphyxique. MM. Jolliet et Sellier (2) ont signalé l'hyperglobulie comme conséquence de l'asphyxie expérimentale. M. Vaquez (3) a constaté un phénomène analogue dans la cyanose chronique. Ce fait a été vérifié par Lenoble (4) qui a pratiqué un grand nombre d'examens de sang. « C'est, dit M. Rendu (5), au moment où se produit la cyanose, indice de l'asphyxie commençante, que l'organisme supplée à l'insuffisance de l'oxygénation par un redoublement de production de globules rouges destinés à véhiculer l'oxygène à travers les tissus ».

M. Huchard, récemment à l'Académie de médecine, a

(1) Cité par Charrin, in Poisons de l'urine, p. 143.

(2) *Société de biologie*, 18 mai 1895.

(3) *Société de biologie*, 7 mai 1892, 2 mars 1895.

(4) *Thèse*, Paris, 1898.

(5) *Bull. Soc. méd. des hôp.*, 1895, p. 36.

exprimé son opinion sur la saignée dans les affections cardiaques et nous ne saurions mieux faire que de citer ses propres conclusions : « C'est un moyen héroïque dans le cours ou à la fin de certaines asystolies caractérisées par une dilatation extrême du cœur, avec thrombose cardiaque, dans l'œdème aigu du poumon, dans l'adipose cardiaque arrivée à la période de cardiectasie. Elle facilite l'action de la digitale et, avant son administration, elle produit une augmentation parfois très accusée de la diurèse en rétablissant l'équilibre circulatoire. Une saignée faite à temps dans ces conditions souvent désespérées peut sauver le malade d'une mort imminente et beaucoup d'auteurs ont cité des faits semblables ».

6° ***Action sur l'hémorragie cérébrale.*** — L'indication de la saignée dans l'hémorragie cérébrale est l'une de celles qui paraissent le mieux fondées en pathologie, il n'en est rien cependant, ses effets sont quelquefois néfastes.

Trousseau fut un adversaire redoutable de la saignée dans l'hémorragie cérébrale. Cruveilhier, dans ses leçons orales, recommandait la circonspection dans l'emploi de la saignée dans l'apoplexie cérébrale. A. Joirre (1) cite un certain nombre de faits dans lesquels la saignée, employée dès les premiers phénomènes de l'apoplexie, a été immédiatement suivie d'accidents paralytiques. Pour cet auteur ces faits, assez rares, ne sont que des coïncidences

---

(1) *Gazette des hôpitaux*, 17 août 1858.

sans relation avec le traitement. Alf. Liégard (1) cite quelques observations où la saignée a amené la mort en favorisant une nouvelle attaque, il incrimine directement la saignée. Dujardin-Beaumetz (2) repousse la saignée dans l'apoplexie cérébrale. « Il faudrait saigner jusqu'à la syncope pour être sûr d'arrêter l'hémorragie qui résulte de la rupture vasculaire et le remède serait pire que le mal». Mais, contrairement à Trousseau qui proscrivait absolument la saignée dans l'hémorragie cérébrale, Beaumetz reconnaît qu'elle peut être utile et profitable, au contraire, après l'attaque, lorsqu'il survient des phénomènes d'encéphalite. A. Robin est partisan de saigner dans l'hémorragie cérébrale à cause de la diminution de la pression artérielle. D'après Grasset (3) une saignée générale doit être faite, s'il y a tension exagérée du système circulatoire.

Ainsi qu'il résulte des expériences de Vinay, plusieurs phénomènes importants succèdent à une saignée moyenne (cas des saignées thérapeutiques), entre autres les suivants : les capillaires se dilatent, la vitesse du sang augmente, la tension artérielle diminue. Ces trois phénomènes sont indépendants l'un de l'autre, ils ne sont pas solidaires comme on pourrait le croire *a priori*. Les capillaires se dilatent, l'épaisseur de leurs parois diminue, leur résistance devient moindre. On sait d'autre part que : dans un tube où se meut un liquide, toutes choses égales,

---

(1) *Gazette des hôpitaux*, 7 décembre 1858, p. 571.
(2) *Dictionnaire de thérapeutique*, 1889, art. Saignée.
(3) *Écho médical*. Lyon, 15 avril 1898, p. 120.

d'ailleurs, les pressions exercées sur les parois varient dans le même sens que la vitesse de ce liquide. La conséquence de l'augmentation de la vitesse du sang entraîne l'augmentation de pression sur la paroi. Diminution de résistance et augmentation de pression sont deux conditions qui favoriseront la rupture du vaisseau. La tension artérielle est, il est vrai, diminuée, mais si faiblement qu'elle ne pourra annuler ces deux autres actions. On peut ainsi concevoir comment se produira une nouvelle hémorragie cérébrale à la suite d'une saignée pratiquée chez un apoplectique dont les vaisseaux cérébraux terminaux sont altérés.

Certains auteurs expliquent plus simplement cette deuxième hémorragie cérébrale après une émission sanguine. La pression est proportionnelle à la surface qui la reçoit (principe de Pascal) ; après la saignée la pression sur la paroi du vaisseau est devenue plus considérable, puisque la surface interne de ce vaisseau est augmentée, conséquence de sa dilatation. Mais le principe de l'égalité des pressions ou de Pascal n'est applicable qu'aux liquides en équilibre, ce qui n'est pas le cas du sang dans le système circulatoire. L'explication précédente, et ce n'est qu'une simple explication, est plus conforme aux données de la physique.

7° **Action sur l'épilepsie.** — Tissot, Morgagni, Portal traitaient l'épilepsie par la saignée.

Magnan (1), à la suite d'expériences faites sur des

(1) *Société de biologie* et *Gazette médicale*. Paris, n° 32, 1877.

chiens au moyen d'injections d'essence d'absinthe, qui, comme on le sait, produisent des attaques d'épilepsie véritables, est arrivé aux conclusions suivantes : « Pendant la période tonique de l'attaque d'épilepsie, la tension artérielle s'élève et le cœur semi-tétanisé bat avec plus de fréquence. A la période clonique, au contraire, les battements cardiaques se ralentissent, la systole et la diastole s'accomplissent avec une lenteur extrême pour reprendre plus tard leur rythme normal ou bien un peu plus de fréquence. Ces deux états opposés du cœur, à la période tonique et à la période clonique, font concevoir deux mécanismes de mort par le cœur pendant l'attaque d'épilepsie ».

La saignée pourrait rendre service à la période tonique en abaissant rapidement la tension artérielle ; mais cette période est très courte, elle dure de 20 à 30 secondes, il serait donc difficile de pratiquer opportunément la saignée. Pendant les convulsions cloniques, elle est contre-indiquée.

Aujourd'hui on ne saigne plus dans l'épilepsie ou autre affection du système nerveux.

L'intoxication est considérée par certains auteurs comme une des causes de l'épilepsie, dans ce cas la saignée serait indiquée comme dans toutes les maladies par intoxication.

RÉSISTANCE INÉGALE DES INDIVIDUS DEVANT LES PERTES SANGUINES

La quantité de sang qui peut être perdue, sans amener la mort, varie suivant les individus, l'âge, le sexe, le tempérament, etc.

La perte de quelques centimètres cubes de sang chez le nouveau-né, d'une demi-livre chez l'enfant d'un an, de la moitié de la masse du sang chez l'adulte peut être mortelle. Les femmes supportent mieux que les hommes des hémorragies notables, car en raison des hémorragies périodiques qu'elles subissent, la réparation du sang peut se faire, chez elles, plus rapidement. Haller a cité, à cet égard, de curieuses observations, entre autres, celle d'une jeune fille qui, pendant quatorze mois, fut saignée tous les jours, ou de deux jours l'un, et perdit ainsi, en y comprenant 25 onces de sang à chaque menstruation, le chiffre énorme de 100 kilogrammes de sang. Cavalli, en 1835, a vu une femme qui, dans l'espace de 28 ans, avait été saignée 3,500 fois.

Les individus gras, faibles ou âgés, supportent mal les pertes de sang. Ces faits étaient déjà bien connus de Galien, qui saignait rarement les vieillards et jamais les enfants.

« Ce sont les enfants et les vieillards, dit Billroth, qui peuvent le moins supporter les pertes de sang considérables ».

L'état des voies digestives et surtout le fonctionnement des organes hématopoiétiques jouent le principal rôle dans la réparation du sang. Kohan (1) a constaté expérimentalement que la moelle jaune des os inactive se transformait en moelle lymphoïde active sous l'influence des saignées. Mais le principal organe de l'hématopoièse est la rate, chez l'adulte la moelle des os n'est capable que d'une faible rénovation des globules. C'est ce qu'ont montré les expériences de Laudenbach : les animaux splénectomisés meurent rapidement cachectiques si on les saigne. Les dyspeptiques, les paludéens, par exemple, ne réparent que très lentement leurs pertes sanguines, aussi faut-il être d'une grande prudence et ne se résigner à les saigner que contraint et forcé.

La phlébotomie pourra être néfaste aux malades atteints de suppuration (résorption rapide de produits toxiques), ainsi que Lisfranc l'a bien mis en lumière.

Comme l'a fait remarquer Hayem, une saignée même très abondante est, en général, bien supportée, mais les saignées coup sur coup sont d'une réparation beaucoup plus difficile. Il ne faut pas pratiquer de nouvelle saignée avant que la rénovation du sang, succédant à une émission sanguine antérieure ou à une hémorragie, ne soit complète.

---

(1) *Thèse*, Saint-Pétersbourg, 1893.

CONCLUSIONS

INDICATIONS DE LA SAIGNÉE

Immédiatement après une saignée moyenne, la tension artérielle diminue, la circulation gênée se rétablit, le nombre des pulsations cardiaques augmente, les capillaires se dilatent, la circulation lymphatique s'exagère, la résorption des liquides intercellulaires est activée, la respiration est rendue plus facile, surtout s'il y a dyspnée.

A la suite de l'émission sanguine, il persiste une anémie plus ou moins considérable : tous les éléments constituants du sang sont diminués, seuls les leucocytes sont augmentés. Le rétablissement *ad integrum* du sang ne se fera que lentement, il sera sous la dépendance directe des fonctions digestives et hématopoiétiques. Toutefois les échanges nutritifs sont augmentés et l'élimination des toxines facilitée.

Après Andral et Trousseau, Johson (1) fait remarquer

(1) *British med. Journ.*, 1868, p. 487.

que les indications nettes et précises sont plutôt fournies par l'état de la circulation veineuse, dyspnée intense avec turgescence des jugulaires, cyanose des lèvres et des extrémités, somnolence, étourdissement; dans ces conditions, le pouls est le plus souvent petit.

« Je pratiquerai la saignée, dût ma saignée avoir de graves inconvénients; si, par ce moyen thérapeutique, j'éloigne du malade une affection plus grave qui le menaçait ». Cette phrase de Trousseau en résume toutes les indications.

En précisant davantage nous conclurons qu'il faut opposer la saignée :

Aux grands accidents urémiques d'ordre nerveux, délire aigu, convulsions épileptiformes, coma, dyspnée violente ;

Au cours ou à la fin de certaines asystolies caractérisées par une dilatation extrême du cœur, de l'anasarque, surtout quand la digitale et les autres moyens se seront montrés impuissants ;

Au début de la pneumonie développée chez des jeunes sujets vigoureux, quand l'élément congestif est dominant, la dyspnée menaçante, la circulation pulmonaire très gênée, le délire intense ;

A l'œdème aigu du poumon.

CHARTRES. — IMPRIMERIE DURAND, RUE FULBERT.

www.ingramcontent.com/pod-product-compliance
Ingram Content Group UK Ltd.
Pitfield, Milton Keynes, MK11 3LW, UK
UKHW020434230726
13925UKWH00004B/1726